CONTRIBUTION

A L'ÉTUDE DE LA NATURE ET DE LA PROPHYLAXIE

DE LA

SEPTICÉMIE GANGRÉNEUSE

(GANGRÈNE FOUDROYANTE, GANGRÈNE GAZEUSE)

PAR

LE DOCTEUR Paul-J. COURBOULÈS

ÉLÈVE DU SERVICE DE SANTÉ MILITAIRE

LYON

IMPRIMERIE LUCIEN DUC & FRANCIS DEMAISON

101, Grande Rue de la Guillotière, 101

1883

DE LA SEPTICÉMIE GANGRÉNEUSE

LYON — IMPRIMERIE DE LA PROVINCE,

101, Grande rue de la Guillotière, 101

CONTRIBUTION A L'ÉTUDE

DE LA NATURE ET DE LA PROPHYLAXIE

DE LA

SEPTICÉMIE GANGRÉNEUSE

(GANGRÈNE FOUDROYANTE, GANGRÈNE GAZEUSE)

PAR LE DOCTEUR

PAUL-J. COURBOULÈS

ÉLÈVE DU SERVICE DE SANTÉ MILITAIRE

LYON

IMPRIMERIE LUCIEN DUC & FRANCIS DEMAISON

101, Grande Rue de la Guillotière, 101

—

1883

INTRODUCTION

Parmi les complications des plaies qui, dans ces dernières années, ont attiré l'attention du monde médical, la *septicémie gangréneuse*, encore appelée septicémie gazeuse et gangrène gazeuze, se place au premier rang. En effet, par ses symptômes effrayants, la rapidité de sa marche, sa résistance aux antiseptiques usuels, elle méritait d'inspirer tous les travaux sérieux qui ont paru depuis quelque temps. On trouve cependant, en les lisant, des lacunes regrettables. L'historique et le tableau clinique de la maladie sont bien traités partout ; mais, en revanche, son étiologie et sa pathogénie restent enveloppées d'obscurité ; quant au traitement, on en trouve peu et pour cause. Aussi, dans notre travail, tout en passant rapidement sur l'histoire et le tableau clinique de la maladie, nous tâcherons d'en faire ressor‑ tir l'étiologie et la pathogénie. Puis, nous inspirant des expériences de MM. Arloing, Cornevin et Thomas sur le charbon symptomatique, de celles de M. Miquel au laboratoire de Montsouris, sur les organismes de l'air, nous tâcherons de déterminer les antiseptiques qui exercent l'action la plus énergique sur le virus de la gangrène gazeuse. Nous arriverons peut-être ainsi à déterminer quels seraient les meilleurs moyens à opposer à la conservation et à la propagation du mal dans les milieux hospitaliers, et, le cas échéant, à instituer un traitement rationnel.

Notre travail comprendra trois chapitres. Dans le premier nous ferons un exposé historique qui nous permettra d'indiquer les noms des différents auteurs qui ont écrit sur la maladie, et les différentes dénominations qu'ils lui ont données ; il sera suivi du tableau clinique de la maladie chez l'homme, afin de bien établir, en dépit de la diversité de la nomenclature, l'affection que nous avons étudiée.

Le second conprendra la discussion des opinions émises sur l'étiologie de ce processus et le récit des expériences qui, d'après nous, établit clairement la nature parasitaire et spécifique de cette complication.

Enfin, le dernier est consacré à l'étude de la résistance du virus de la septicémie gangréneuse aux causes et agents usuels de destruction, d'où l'on peut déduire, sous forme de conclusions, les moyens de lutter contre le mal et surtout de prévenir dans une large mesure le développement d'une aussi redoutable affection.

Mais, avant d'entamer notre sujet, je tiens à remercier M. Chauveau et M. Arloing, qui, soit en nous inspirant le sujet, soit en nous apprenant notre manuel opératoire, ou en nous communiquant leurs expériences personnelles, ont contribué pour la plus grande part à notre modeste travail.

Nous prions M. le professeur Léon Tripier de bien vouloir accepter ici le témoignage de notre vive reconnaissance, pour nous avoir permis d'insérer sa dernière clinique dans notre thèse.

Que M. le professeur Poncet reçoive également l'expression de notre gratitude pour les précieuses observations qu'il a eu l'obligeance de mettre à notre disposition.

CHAPITRE PREMIER

HISTORIQUE — NOMENCLATURE
TABLEAU CLINIQUE

§ I — HISTORIQUE.

Les auteurs qui ont parlé de la septicémie gangréneuse, l'avaient souvent observée dans des milieux où la diphtérie, l'infection purulente, l'érysipèle et autres complications des plaies, se greffaient fré-
quemment sur elle et réciproquement. Dans ces
dernières années, la méthode antiseptique se généra-
lisant au sein de tous les hôpitaux, les complications
précitées disparaissent presque complètement de la
pratique chirurgicale. La septicémie gangréneuse seule
persiste, affirmant davantage sa spécificité, à mesure
que les pansements antiseptiques l'isolent davantage
des autres complications.

Les premières descriptions devaient nécessairement se
ressentir de cette difficulté à observer la septicémie
gangréneuse dégagée de toute autre affection. Aussi ne
faut-il pas s'étonner si, encore dans ces dernières années,

certains auteurs ont considéré cette complication comme peu ancienne. Mais la description magistrale que Fabrice de Hilden en donne en 1607, observation qui est du reste rapportée complètement dans la thèse de M. Jubin, est une preuve de son ancienneté. Jusqu'à La Peyronnie, Roger, Martin de Bazas (1836) il n'en est plus question. Mais ces auteurs attirent l'attention sur cette complication et insistent sur certains symptômes observés du reste par Fabrice de Hilden. Nouvelle éclipse en pathologie humaine jusqu'en 1850. Dans cet intervalle vient se placer un important travail de pathologie comparée, celui de Renault d'Alfort (1840) Ce travail, très complet au point de vue clinique et remarquable au point de vue expérimental, n'a pas frappé comme il le méritait l'attention des chirurgiens. Chassaignac, en effet, dans sa thèse de concours (1850) intitulée *Opérations applicables aux fractures compliquées*, présente comme une nouveauté quatre observations de gangrène foudroyante, qu'il désigne par le nom d'empoisonnement ou d'intoxication traumatique.

A partir de 1853, s'ouvre une ère nouvelle à travers laquelle la septicémie gangréneuse n'est plus perdue de vue.

Elle apparait assez réguliérement dans les hopitaux, au point qu'il est impossible de l'oublier ; à Lyon seulement, les statistiques nous donnent en moyenne de 12 à 15 victimes de la gangrène foudroyante, tous les ans. Enfin, des guerres meurtrières, en créant des conditions favorables à sa propagation, sont venues malheureusement augmenter le nombre des cas et provoquer des publications importantes. Il faut citer dans cette période les publications de :

Maisonneuve : Gangrène foudroyante. *Gaz. méd.* 1853.

Pirogoff : *Œdême aigu purulent*, 1854.

Velpeau : *Erysipèle traumatique*, 1855.

Salleron : Etude sur la gangrène foudroyante. *Archives méd. militaires*, 1858.

Nepveu : *De la gangrène dans les fractures*. Thèse de Paris, 1870.

Bottini : La gangrène traumatique envahissante. *Journal de l'Acad. de méd. de Turin*, 1871. -

M. Perrin : *De la gangrène foudroyante*. Académie de médecine, 1872.

Frery : *De la gangrène foudroyante*. Thèse de Paris, 1873.

Terrillon : De la septicémie à forme gangréneuse. *Archives de médecine*, 1874.

Jubin : *Essai sur la gangrène foudroyante*. Th. Paris, 1876.

Morand : *De la septicémie gangréneuse aiguë*. Th. Montpellier, 1877.

Perret : *De la septicémie*. Th. d'agrégat. 1880.

Poncet : De la gangrène gazeuse, *Lyon-Médical*, 1881.

D. Mollière : Gangrène foudroyante, *Lyon-Médical*, 81-82.

Depuis 1880, MM. Chauveau et Arloing, grâce à l'obligeance de M. Poncet et de M. Mollière, chirurgiens de l'Hôtel-Dieu, ont poursuivi des recherches expérimentales, qui ont été communiquées récemment d'une manière complète à la Société des sciences médicales de Lyon, mais dont les résultats partiels se reflètent plus ou moins dans les derniers travaux publiés sur -cette question.

Nous ne citerons que pour mémoire, Poupelard (1855), Dolbeau (1860), Follin (1863), Billroth (1870), Gosselin, Valette, Couty, Parise, Famechon, Demarquay, Le Dentu, Deprez, Triffaud, Huter qui, dans ces dernières années, ont aussi apporté leur concours à l'étude de ce processus.

§ II. — NOMENCLATURE

Chaque observateur a donné à la maladie le nom du symptôme qui l'a le plus frappé, ou bien il s'est inspiré de l'opinion qu'il se faisait de sa nature.

Or, comme l'observation a été faite souvent dans des conditions variées et plus ou moins complexes, il s'ensuit que les noms sous lesquels cette maladie a été décrite se sont ressentis des divergences des auteurs.

Ainsi Chassaignac l'appelle *emphysème traumatique*, Maisonneuve, *gangrène foudroyante* ou *pneumohémie putride;* Velpeau, *erysipèle bronzé* ou *emphysème traumatique;* Renault, *gangrène traumatique;* Bottini, *gangrène traumatique envahissante;* Salleron, Jubin, Perrin, Mollière, *gangrène foudroyante;* Terrillon, *septicémie gangréneuse;* Morand, *septicémie gangréneuse aiguë.*

Nous emploierons le nom de *septicémie gangréneuse*, parce qu'il a l'avantage de rattacher cette affection aux septicémies, avec lesquelles elle a une manifestation commune, l'intoxication, et de rappeler les phénomènes de mortification et de décomposition qui l'accompagnent toujours. L'épithète *aiguë*, surajoutée par M. Morand, et que l'on peut conserver, a pour objet de signaler la marche habituellement rapide de l'affection.

§ III — TABLEAU CLINIQUE

En présence d'une nomenclature aussi variée, émanant d'auteurs recommandables à plus d'un titre, il importe de bien définir la maladie qui fait l'objet de cette étude. Le meilleur moyen d'y parvenir est de donner le tableau succint de ses symptômes et de ses lésions macroscopiques.

A. Symptômes. — Les premiers symptômes apparaissent 24 ou 36 heures après le traumatisme, et plus souvent après l'opération. Le malade triste, anxieux, la face terreuse, les yeux enfoncés, a l'air d'être encore sous l'action du schoch traumatique (Mollière). Ou bien encore le début est soudain, instantané. Le malade, qui présente d'abord une légère agitation, de l'insomnie, éprouve subitement une douleur vive dans la plaie, avec sensation de distension des parties molles, et un sentiment de constriction très pénible qu'il rapporte à son pansement;

2

il le trouve trop serré et l'enlève. La température s'élève à 38, 39 et même 40°, mais rarement. Le membre commence à se gonfler, la peau est pâle, tendue, couverte de stries grises et jaunâtres.

A ce moment, la dyspnée apparaît ; le malade, alors, malgré des mouvements respiratoires réguliers, ne peut plus avoir son souffle. Cette dyspnée va en augmentant : elle constitue un des symptômes cardinaux de la septicémie gangréneuse. La plaie qui, jusque là, n'avait pas sensiblement changé d'aspect, laisse écouler une sérosité brunâtre, ichoreuse. La peau du membre devient noire, livide, marbrée sur le trajet du réseau veineux sous-cutané. Les tissus infiltrés de gaz crépitent sous le doigt, et, en les comprimant, on fait sortir des bulles gazeuses par les lèvres de la plaie. Dans les parties déclives, on remarque des phlyctènes remplies d'une sérosité noirâtre. Si l'on fait des débridements profonds dans les tissus, on voit découler une sanie louche, fétide. La douleur a disparu, la température baisse dans les parties envahies. Le membre distendu par un œdème profond et par les gaz, double et triple de volume, la teinte bronzée se généralise jusqu'à sa racine. La percussion donne un son tympanique et de la crépitation due à l'emphysème. L'on remarque aussi des plaques gangréneuses loin du siège du mal, et des fusées de mortification qui vont jusqu'à la racine du membre. A ce moment, le malade a un facies terreux, hébété ; on observe même du délire. La température baisse progressivement. La face se cyanose, le malade tombe dans le collapsus, le coma, et meurt par syncope.

La mort arrive dans les 36 et 48 heures. Salleron a observé des cas où la maladie n'a pas duré plus de 6 ou 7 heures. Elle peut encore, mais rarement, passer à l'état chronique. Quant aux cas de guérison, à la suite d'un traitement chirurgical ou médical, ils se comptent, et quelques-uns même ne sont pas très authentiques.

B. Lésions. — Le cadavre se putréfie rapidement, fait déjà noté par Fabrice de Hilden. De plus, il est distendu par les gaz et prend un volume double ou triple. La peau lisse, tendue, prend des teintes diverses variant du blanc au noir avec des plaques verdâtres, jaunes, violettes, qui lui donnent un aspect marbré; dans les parties déclives, elle est noire ; à la partie antérieure, blanche. Sur le trajet des veines on observe des cordons verdâtres, ou violacés ; d'autres, au contraire, partant du moignon pour aller vers la racine du membre, paraissent blancs, distendus qu'ils sont par des gaz.

A la coupe, le tissu adipeux, le tissu conjonctif intermusculaire, le tissu cellulaire du scrotum et des flancs, parties distendues par l'emphysème, laissent échapper un liquide louche, séreux, et séro-purulent mêlé à de nombreuses bulles gazeuses. Celles-ci se dégagent quelquefois avec force ; elles brûlent au contact d'un corps en ignition et produisent une flamme bleuâtre, pâle. Elles sont formées en grande partie par l'acide carbonique, l'oxyde de carbone et l'hydrogène carboné ; quelquefois, on y rencontre de l'hydrogène sulfuré ; mais ce gaz est peu abondant, surtout lorsque le cadavre est frais. Les muscles sont infiltrés de cette même sérosité roussâtre, louche, chargée de microbes. Débarrassés de cette sérosité, ils sont pâles, désagrégés. Mais, comme Salleron l'a bien fait remarquer, et comme Frery, Jubin, Morand et Terrillon l'observent aussi, tous les tissus ne sont ni profondément désorganisés, ni transformés en une masse confuse uniforme de matières ramollies exhalant une odeur caractéristique *sui generis*.

Les tissus, au contraire, tout en ayant l'air d'avoir complètement cessé de vivre, sont parfaitement distincts, ont conservé leurs rapports et leur organisation ; la couleur est le plus profondément altérée.

Quant à la plaie, tout en tenant compte des caractères que ces différents traumatismes peuvent lui imprimer, on retrouve toujours cette coloration noirâtre, marbrée ; cette sérosité ichoreuse et roussâtre, les bulles gazeuses qui s'échappent avec le liquide, et qui remplissent les veines, cet emphysème qui envahit tout le membre. Dans les poumons on peut trouver des engorgements hypostatiques. Les plèvres et les séreuses, comme nous le verrons plus loin, selon que le traumatisme les avoisine plus ou moins, sont pleines de sérosité : Le cœur est pâle, affaissé, les reins ramollis et congestionnés ; il en est de même du foie. Quant aux abcès métastatiques, on n'en trouve pas ; ce caractère négatif différencie la septicémie gangréneuse de l'infection purulente, comme la conservation de la texture des tissus la différencie de la gangrène humide (Salleron).

A l'appui de cette description, nous allons rapporter deux ou trois observations dont les sujets ont fourni le virus avec lequel on a entrepris une partie des expériences qui seront résumées et analysées dans les chapitres suivants.

OBSERVATION I

*Kélotomie pour hernie crurale étranglée. — Gangrène
foudroyante.*

Marie L..., âgée de 59 ans, entre à l'Hôtel-Dieu (service de
M. Poncet) pour une hernie crurale droite étranglée depuis 36
heures. Tentatives inutiles de taxis en ville, vomissements féca-
loïdes. La tumeur a le volume d'un gros marron; la peau, à ce
niveau, présente une teinte ecchymotique.

Kélotomie. Il s'agit d'une entéro-épiplocèle ; l'anse intesti-
nale saine est réintégrée dans la cavité abdominale. Sept centimètres d'épiploon sont réséqués après ligature préalable avec
un fil de soie phéniqué.

Réunion des bords de la plaie par quatre points de suture ;
gros drain allant d'un bout à l'autre, sortant par le point le plus
déclive.

Pansement antiseptique.

La malade eut une selle dans la nuit qui suivit ; le lendemain,
son état général paraissait aussi satisfaisant que possible, mais
trente-six heures après l'opération, agitation extrême, insomnie. A la visite du matin, la malade est agitée, anxieuse ; la face
est pâle, profondément altérée, subdelirium.

Pouls, 150. — Température R. 40°, 9.

On change le pansement taché d'une sérosité sanguinolente
très abondante. La peau de la région inguino-crurale a une
teinte violacée, bleuâtre ; la mortification descend en bas au
dessous du triangle de Scarpa, elle remonte en haut à un travers
de main de l'arcade crurale. Au pourtour, crépitation gazeuse
à la pression. On enlève les points de suture, un liquide sanieux
semé de gouttelettes de bouillon gras, sort de la plaie. Cautérisation avec la solution de chlorure de zinc 8/100. Lavages
phéniqués.

A la visite du soir, pouls petit, filiforme, ne peut être compté. Agitation extrême, face étirée, cadavéreuse, sueurs profuses sur la partie supérieure du tronc. T. R. 41°.

La malade succomba dans la nuit, quinze heures après le pansement.

A l'autopsie, la gangrène s'est étendue. Elle occupe la plus grande partie de l'abdomen, le flanc droit, et descend jusqu'à la partie moyenne de la cuisse.

Larges phlyctènes vineuses. A l'autopsie, pas de péritonite, pas de lésions viscérales. On recueille du liquide au fond de la plaie.

OBSERVATION II

Plaie de la main droite par arme à feu. Amputation de l'avant-bras à la campagne. Gangrène de la manchette, non limitée. Amputation du bras à la partie moyenne. Gangrène foudroyante. Mort.

R. B. maçon, âgé de 35 ans, étant à la chasse, a été blessé par des débris de son fusil qui lui a éclaté dans les mains.

La blessure avait été jugée assez grave pour que, quelques heures après, un médecin de campagne appelé ait pratiqué l'amputation de l'avant-bras à la partie moyenne. Lors de son entrée à l'hopital, le malade souffre. Pouls 100 T. R. 38, 2.

A l'ablation du pansement qui remonte à vingt-quatre heures, gangrène de la manchette réunie par de nombreux points de suture ; le sphacèle remonte sur la face antérieure de l'avant-bras à deux centim. au-dessous de l'articulation du coude. La peau a une teinte livide, violacée, crépitation gazeuse.

M. Poncet pratique l'amputation du bras à la partie moyenne.

Pansement antiseptique à plat ; aucun point de suture.

Soir. T. R. 39. Pouls 120. Le lendemain matin, agitation, facies mauvais, le pansement est taché par un liquide séro-sanguinolent, odeur aigrelette.

T. R. 40, 2. Pouls petit, rapide, 130. On enlève le pansement, le bras est quintuple de volume ; la peau est comme vernissée, d'un rouge violacé, crépitation gazeuse dans l'aisselle.

Soir. T. R. 40, 5.

Nuit extrêmement agitée, on est obligé d'attacher le malade dans son lit.

A la visite du matin, T. R, 41°, pouls 160. Respiration, 50 à la minute. Subdelirium, les gaz ont envahi la paroi thoracique.

Mort à une heure de l'après-midi. Quatre heures après la mort, T.R. prise par nous: 41°. Dix heures après, cadavre bouffi, méconnaissable; emphysème généralisée.

Larges phlyctènes vineuses sur la partie supérieure du tronc; on recueille un peu du liquide qu'elles contiennent. Pas d'autopsie.

OBSERVATION III

Amputation de la jambe pour écrasement du pied (Chemin de fer). Gangrène gazeuse.

Melin J. B., employé au chemin de fer, âgé de 26 ans, entré à l'Hôtel-Dieu (service de M. Mollière) le 8 juin 1883.

Le matin, à trois heures, en voulant prendre le train à Givors, le pied gauche glissa sur le marchepied et fut écrasé par une roue de vagon.

On l'amène à neuf heures, après qu'il a perdu beaucoup de sang ; il est tellement faible qu'on décide l'amputation immédiate, sans anesthésie. L'opération est rapidement exécutée à

4 cent. au-dessus des malléoles, avec deux lambeaux, l'un antérieur plus petit, l'autre postérieur plus long. Hémostase avant cessation de la compression ; le malade ne perdit pas de sang, pas même la valeur d'un dé à coudre. Quelques points de suture ; M. Mollière nous fait remarquer que les sutures ne sauraient empêcher la suppuration et le sphacèle. Elles seules ont été douloureuses pour le malade. Le pied écrasé présente jusqu'au niveau du scaphoïde une bouillie complète ; l'ecchymose s'étend sous les téguments jusqu'au niveau du point amputé. — Infiltration sanguine dans le tissu cellulaire et les muscles. L'amputation, quoique paraissant être faite, à l'extérieur, sur des tissus absolument sains, n'est pas encore sur un point assez élevé. Les téguments de la jambe ont leur aspect habituel.

Le soir, un peu de douleur. T. R. 38°, 4. Légère agitation. Pas d'appétit. Facies assez bon. Soif vive. — Cognac, rhum, chartreuse, vin d'Espagne à discrétion.

9 juin. — Le lendemain, vers le soir, l'agitation devient plus accentuée. Douleur excessivement vive ; il croyait à une compression trop forte, et voulait à chaque instant défaire les pièces du pansement. La douleur, vers 5 ou 6 heures du soir, ne fait que s'accentuer. — Le malade devient ivre, mais conserve toutes ses facultés.

10 juin. — Le lendemain, dimanche, la douleur étant aussi forte, on fait le pansement. On constate une imminence de sphacèle au niveau des lambeaux. Un peu de sonorité jusqu'au niveau de la rotule. — Cautérisation large, profonde, sur les téguments, les surfaces amputées, jusqu'à l'intérieur du tibia. Le malade est rapidement anesthésié par le chloroforme.

Le soir, la douleur est toujours intolérable ; il commence à éprouver un peu de dyspnée. Son facies, assez bien conservé jusque là, devient anxieux. — Malgré qu'il fût très visiblement sous l'influence de l'alcool, ses réponses étaient parfaitement nettes. Point d'obnubilation de l'intellect.

11 juin. — Pansement le matin. On constate une sonorité jusqu'à la racine de la cuisse ; quelques phlyctènes brunâtres apparaissent à la jambe, surtout sur la partie externe, décrivant par le fond sur lequel elles reposent une concavité inférieure. La douleur a disparu complètement. Dyspnée très vive. Intelligence parfaitement conservée. — Pas d'ébriété.

Le soir, la zône brunâtre s'est élevée jusque sur la partie moyenne de la cuisse ; les phlyctènes sont assez larges, brunâtres, mais flétries et contenant peu de liquide. On en extrait, cependant, avec des tubes capillaires. Dyspnée toujours vive. Aucun trouble de l'intelligence jusqu'à sa mort qui a eu lieu à une heure du matin. A ses derniers moments, agitation vive. Chute à bas de son lit. Mort en pleine connaissance.

A l'autopsie, gonflement considérable du corps ; emphysèmes et gaz dans tout le tissu cellulaire ; sérosité et sang examinés au microscope contiennent de très beaux vibrions et microcoques de septicémie gangréneuse.

CHAPITRE PREMIER

NATURE MICROBIENNE & SPÉCIFICITÉ

DE LA SEPTICÉMIE GANGRÉNEUSE

§ I. — REVUE DES OPINIONS DES AUTEURS SUR LA NATURE

DE L'AFFECTION

Depuis longtemps, les auteurs ont cherché à s'expliquer la nature de la septicémie gangréneuse. Fabrice
de Hilden, avec la naïveté et l'humour qui donnent encore tant de valeur aux écrits de son époque, attribue
la gangrène gazeuse à une *humeur vénimeuse* déjà per-
sistante dans le sang de l'individu, et attirée à la surface de la plaie par suite du traumatisme. Ses succes-
seurs, qui voie nt tous dans la septicémie gazeuse une
forme de septicémie quelconque, soupçonnent bien une
adultération du sang, mais la cause, pour eux, est livrée
à l'état d'hypothèse. C'est ainsi que nous arrivons aux
auteurs de notre siècle, chez lesquels on trouve peut-
être des explications bien scientifiques, mais qui malheureusement, ne sont basées sur rien de précis. Un certain

nombre en effet attribuent au traumatisme une influence considérable : sa violence, son étendue, le genre même (accidents de Chemin de fer), seraient une cause de l'apparition de la septicémie gangréneuse. Malgaigne, Chassaignac, prétendent que le choc et la stupeur modifient la vitalité des tissus, sans changement appréciable à la vue, au point de créer des conditions favorables au développement de la gangrène et à la formation de gaz délétères. Les auteurs qui, comme Salleron et Frery, ont écrit sur la septicémie gangréneuse, après avoir observé un nombre de cas considérable, répètent dans leur description, l'opinion précédente ; Salleron, en effet, observe des cas de septicémie gazeuse à la suite de la pose d'un séton ; il est difficile, dans ces cas, de faire intervenir la puissance du traumatisme et de la stupeur consécutive. Quant à la pénétration de l'air extérieur qui appellerait la sortie des gaz du sang avec lesquels se formeraient des gaz putrides (Velpeau), l'expérimentation, reproduisant la maladie en injectant dans la profondeur des tissus une petite quantité de virus, démontre que si l'air joue un rôle, ce n'est que comme véhicule de l'agent septique.

Renault d'Alfort prétend que les tissus ou humeurs de la plaie, séparés de l'organisme par le traumatisme, se putréfient au contact de l'air, la chaleur et l'humidité étant suffisantes. La putréfaction arriverait d'autant mieux que l'air est plus chargé de miasmes délétères, et que l'organisme est dans de mauvaises conditions de résistance.

En inoculant les animaux, et en tâchant de créer des

conditions de milieux, il a cherché à démontrer son opinion ; malheureusement, il lui manquait un facteur, l'idée panspermiste ; cette lacune comblée, la nature de la septicémie gangréneuse était démontrée.

Maisonneuve reprit cette opinion, avec cette différence qu'elle est de pure imagination et qu'il regarde, en outre, les tissus voisins, atteints par la commotion, comme très propres à participer au processus de destruction.

Les découvertes sur les fermentations et les idées panspermistes devaient influencer les recherches sur la nature et l'étiologie de la gangrène foudroyante.

Pour Nepveu, le sang offre à l'examen des cristaux aciculaires de la septicémie, et la zone immobile de Feltz. M. Davaine déclare trouver dans la fibrine des granulations élémentaires comme dans le charbon et, quelque temps avant la mort, il observe dans le sang des filaments droits, rigides, mobiles, paraissant appartenir au genre bacterium-termo de Müller.

La gangrène foudroyante est le résultat d'une intoxication traumatique, elle est produite par l'action de l'air sur les liquides et les tissus des plaies. Cette action amènerait l'oxydation multiple des albuminats en présence. L'air, en outre, apporte dans le foyer de la fracture, les germes particuliers d'organismes inférieurs découverts par Pasteur, organismes qui viennent activer la décomposition putride favorisée par la température du corps.

Cette opinion est passible du même reproche que les précédentes : dans son analyse du sang nous ne trouvons rien de précis, et, de plus, nous sommes étonné que Nepveu et Davaine n'aient pas cherché à se faire, par l'inoculation, une opinion précise. Quant à la seconde, tout en s'appuyant sur d'excellents principes de chimie biologique, elle a le tort de ne pas faire jouer le principal rôle aux organismes de Pasteur, organismes qui, du reste, ne sont rien moins que décrits.

Sous l'empire des idées allemandes (Liébig) Bottini (1871) invoque une zymase provenant d'un virus particulier, qu'il ne définit point, mais qu'il différencie néanmoins de celle que provoque l'état avancé de la fermentation putride. Il fait remarquer que la gangrène inoculée et cultivée conserve toujours sa modalité, ses mêmes symptômes, tandis que l'infection purulente peut produire de l'érysipèle, un phlegmon diffus, de la septicémie, enfin changer de forme et d'habitus. Il montre aussi que le virus diminue d'activité par la putréfaction, fait observé du reste à propos des piqures anatomiques. Enfin, analysant les travaux d'Erichsen tendant à démontrer que la zymase, pour produire la gangrène gazeuse, est obligée de pénétrer dans un organisme auquel l'hérédité les mauvaises conditions de force, le manque de plasticité du sang, créent la réceptivité, il objecte qu'il a vu des individus très vigoureux et dans d'excellentes conditions hygiéniques mourir de septicémie gangréneuse. Sa théorie, du reste, ressemble beaucoup à celle de Panum à propos de son étude sur la sepsine.

Frery parle de *germes acineux* qui envahiraient les parties qui ont cessé de vivre.

Kock, (1) aurait décrit un bacille de la septicémie que

______

(1) *Journal de Kœnig.*

quelques auteurs regardent comme l'agent de la gangrène foudroyante ; malheureusement il le rencontre surtout dans le sang.

Pasteur, dans ses études sur la septicémie expérimentale, a bien décrit un vibrion, mais il n'a pas établi de rapprochement entre l'agent qu'il a cultivé et celui de la septicémie gangréneuse ; de sorte qu'à l'heure actuelle, on n'est pas autorisé à admettre l'identité entre l'affection que nous décrivons et la maladie que M. Pasteur a produite artificiellement.

Nous voyons donc que, jusqu'ici, à part quelques travaux qui, au point de vue expérimental, peuvent avoir une certaine valeur, toutes les opinions émises sur la nature de la septicémie gangréneuse sont pure hypothèse.

. Néanmoins, on voit que la nature microbienne a été entrevue, mais qu'elle restait à établir d'une manière positive.

Les expériences de MM. Chauveau et Arloing, auxquelles j'ai été associé, ont fourni cette démonstration, comme on va le voir dans le paragraphe suivant.

---

§ II — Inoculation de la septicémie gangréneuse

Nous avons fait nos premières inoculations dans le tissu conjonctif. Ce terrain nous a paru *a priori* le meilleur pour le développement de l'emphysème et des gaz ;

du reste, en décrivant les lésions des cadavres, la plupart des auteurs font remarquer que le tissu conjonctif et les interstices musculaires sont surtout favorables au développement de la septicémie gangréneuse.

A. Inoculation dans le tissu conjonctif. — Nous injectâmes donc avec une seringue de Pravaz 5 gouttes de sérosité de phlyctènes, d'abord dans la cuisse d'un animal apte à l'évolution de la septicémie gangréneuse. S'il s'agit du cobaye, quelques heures après l'inoculation, l'animal a le membre douloureux ; 12 heures plus tard, il le traîne en marchant. Si on l'examine, on remarque un bourrelet et souvent même une tumeur qui occupe tout le membre et tend à envahir les parois de l'abdomen : cette tumeur crépite sous le doigt et donne une sensation de gaz. L'animal a perdu l'appétit ; il se déplace difficilement, même lorsqu'on l'excite. Sur un animal de plus grande taille, on constate que la température augmente le premier jour d'un ou deux degrés, pour baisser ensuite aux approches de la mort qui arrive généralement au bout de 24, 36 à 40 heures. Nous n'avons remarqué ni les troubles adynamiques, ni la diarrhée séreuse signalée par Bottini, mais ce que nous avons bien observé, c'est l'hyperthermie dans la période d'état et elle n'a jamais fait défaut. La durée de la maladie varie suivant les espèces animales, la dose de virus, et le lieu choisi pour l'inoculation. Chez le cobaye, la mort arrive de 24 à 36 heures ; chez le chien, de 4 à 6 jours ; chez l'âne et le mouton, de 2 à 4 jours. L'inoculation est faite dans le tissu cellulaire.

Après la mort, le gaz et l'emphysème envahissent

une partie plus ou moins grande du corps de l'animal et augmentent son volume. Si l'on incise la peau, ce gaz s'échappe en dégageant une odeur particulière. Le tissu conjonctif chargé de sérosité forme une masse œdémateuse qui laisse écouler un liquide séro-sanguinolent mêlé à des bulles gazeuses. Les muscles qui ont pris une teinte foncée sont écartés par des infarctus. Leurs fibres digérées, dissociées et plus ou moins brisées, montrent des microbes entre elles, même au milieu d'elles. Les vaisseaux qui formaient des cordons violacés, laissent écouler, à la coupe, un sang noirâtre, mal coagulé, mélangé avec du gaz. Les séreuses renferment ou non des épanchements, mais on y trouve toujours de grands vibrions et des articles plus courts résultant de la segmentation de ces derniers. Les lésions se localisent sur le péritoine, quand l'inoculation se fait en arrière, sur les plèvres et le péricarde, quand l'inoculation se fait en avant. Si l'on examine les muscles et les régions sous-cutanées éloignées du lieu de l'inoculation, on remarque des infarctus hémorrhagiques disséminés. Pendant la durée de la maladie, le sang ne laisse rien voir d'étranger. Quelquefois cependant, au dernier période, on peut voir des micrococoques entre les globules. Plus tard, lorsque la putréfaction est avancée, on y voit des vibrions plus ou moins longs. Conséquemment, avant cette généralisation du microbe dans les vaisseaux, on peut inoculer la substance de certains muscles bien conservés sans amener d'accidents.

B. Inoculation dans le système circulatoire sanguin. — Au lieu d'inoculer le virus dans le tissu conjonctif, on peut le faire pénétrer par injection intra-veineuse et par injection intra-artérielle.

Par l'injection intra-veineuse, à la même dose que dans le tissu conjonctif, deux à quarante gouttes suivant l'espèce et la taille, nous n'avons jamais obtenu la mort. C'est tout au plus si l'on a observé quelques frissons et la perte de l'appétit, pas même d'augmentation de température. On n'a qu'à jeter les yeux sur le tableau suivant qui donne la température d'un âne auquel on a inoculé le virus dans le tissu cellulaire, et celle d'un autre animal à qui on a fait une injection intra-veineuse.

DATES	TISSU CONJONCTIF	VEINE
12 novembre	37° 5	37° 4
13 —	37, 7	37, 4
14 —	37, 7	37, 4
15 —	38, 9	37, 7
16 —	39, 3	37, 7
17 —	39, 3	37, 5
18 —	37, 2	37, 5
19 —	35, 8	37, 5
	Est mort	A survécu

Le 20, on cesse d'observer le dernier ; la gaité et l'appétit sont conservés.

L'injection intra-artérielle donne le même résultat.

Pour faire ces inoculations, on filtre d'abord le suc musculaire sur plusieurs couches de toile batiste pour enlever les particules emboliques, puis, on pousse la quantité déterminée dans une veine ou une artère avec une seringue Pravaz pourvue d'une canule à pointe non émoussée. Il faut avoir soin de dénuder le vaisseau, afin d'agir à ciel ouvert en toute assurance, sinon on serait exposé à faire une inoculation mixte.

C. Inoculation par les voies respiratoires et digestives. — L'introduction dans les *voies respiratoires*, à dose faible, et avec les précautions nécessaires pour éviter l'inoculation du tissu conjonctif, donne les mêmes résultats que l'injection dans les vaisseaux. Nous avons même observé un âne qui a reçu 60 gouttes sans accidents, à part une élévation de température de 31[10.

Le passage du virus de la surface respiratoire dans le sang, sans accidents locaux, peut s'expliquer, dans ce cas, par l'absence sur le trajet suivi par les microbes, du tissu conjonctif, où ils peuvent déterminer des fermentations.

Effectivement, dans les infundibula du poumon, le sang est séparé de la surface par deux cellules endothéliales immédiatement adossées.

La maladie est difficile à communiquer par le *tube digestif*. Neuf cobayes ont mangé des cadavres de cobayes tués par la septicémie gangréneuse, et à plusieurs reprises, de l'avoine arrosée de virus, sans qu'ils aient contracté la maladie.

D. Inoculation sur une plaie exposée à l'air. — On enlève sur l'encolure d'un âne un lambeau de peau de huit centimètres de diamètre, du tissu cellulaire, une partie du trapèze, on met à nu le splenius ; l'hémorrhagie étant étanchée, on arrose cette plaie avec de la sérosité et on ne fait pas de pansement : la température est de 37,5 ; le jour même 37,8, pas d'accident. Deux jours après, on déterge la plaie et on l'arrose de nouveau avec 3 c.c. de sérosité; le lendemain sa température est 38°,2 avec un peu d'infiltration gazeuse, localisée au bord inférieur de la plaie. L'état général est bon, et, au bout de huit jours, la plaie se cicatrise régulièrement.

Combinée aux précédentes, cette expérience montre que le tissu conjonctif à l'abri de l'air est la voie d'introduction la plus favorable à l'inoculation de la septicémie gangréneuse.

Les expériences de MM. Chauveau et Arloing ont encore montré que le virus doit être inoculé à dose relativement assez forte, lorsqu'il est frais, pour produire la série de ses effets. Ainsi, on réussit rarement à communiquer la maladie par l'inoculation à la lancette. On peut aussi injecter du virus très-dilué, sans entraîner une maladie mortelle.

Au contraire, lorsqu'on augmente la dose, on parvient à surmonter la résistance que semblent offrir les voies sanguine et respiratoire. Si l'on pousse 10 à 15 centimètres cubes de sérosité très active dans les veines du mouton, ont peut assister à l'explosion d'accidents très graves qui entraînent la mort du sujet en trente heures environ. Les lésions siègent principalement sur les séreuses ; on rencontre également des infarctus dans les muscles.

De même, si l'on injecte 10 à 15 gouttes de virus dans la trachée du lapin, on le fait mourir avec les accidents que présente le mouton infecté par une forte injection dans les veines.

L'expérimentation a également prouvé aux mêmes auteurs que l'introduction du virus dans une partie de l'organisme mortifiée, ou séparée des centres nutritifs réalise une condition éminemment favorable au développement de la septicémie gangréneuse.

Si l'on isole le testicule du mouton du système circulatoire, par bistournage, une demi-heure après l'injection de quelques centimètres cubes de sérosité virulente dans la veine jugulaire, la septicémie éclate chez cet animal, en débutant par le testicule où elle produit des ravages véritablement effrayants.

Nous n'insisterons pas davantage sur les particularités que révèle l'étude de l'inoculation de la septicémie gangréneuse, car elles ne sont pas indispensables à la démonstration des faits que nous nous proposons d'exposer dans ce travail. Nous ferons simplement remarquer que la septicémie gangréneuse est inoculable à plusieurs animaux et par différentes voies de l'organisme, et que, dans une série d'inoculations, cette maladie se reproduit toujours avec les mêmes caractères.

Cela suffit pour nous faire ranger la septicémie gangréneuse parmi les affections virulentes dont il nous reste à décrire l'élément de transmission.

E. Microbes de la Septicémie gangréneuse. — Déjà, à propos des lésions observées sur l'homme et sur les animaux, nous avons parlé de microbes. C'est le moment de revenir avec détails sur ces micro-organismes.

Dans l'accident primitif qui suit, chez l'homme ou les animaux, l'inoculation de la septicémie gangréneuse, on voit constamment, dans le tissu conjonctif inter et intra-musculaire :

1° des microcoques mobiles mesurant $0^{mm},001$ à $0^{mm},002$ de diamètre ;

2° des bactériens cylindroïdes, courts, mobiles, pourvus d'une spore vers l'une des extrémités, mesurant $0,^{mm}006$ à $0^{mm},010$ de longueur, sur $0,0012$ à $0,0015$ de largeur ;

3° d'autres bactériens, de même forme que les précédents, mais dépourvus de spore et plus allongés; ils atteignent une longueur de $0,^m 018$ à $0,^m 030$.

Ces microbes ont été représentés dans la figure I de la planche annexée à cette thèse.

Dans toutes les séreuses, lorsque la mort succède à une inoculation intra-veineuse, dans le péritoine, lorsque l'inoculation a été faite sur le membre abdominal, on rencontre de longs vibrions, de $0^{mm},035$ à $0^{mm},065$ de longueur, quelques-uns avec des traces de fragmentation mais tous et toujours dépourvus de spores (voir fig. 2) Pour faire un bon examen de ces vibrions, il faut surtout les recueillir par lavage et par raclage dans la région hépatique du péritoine.

Cette forme que revêt le microbe de la septicémie gangréneuse dans le péritoine, les plèvres et le péricarde s'observe admirablement sur les animaux qui n'ont pas été emportés trop vite par la maladie et dont l'autopsie est pratiquée peu de temps après la mort. Il est probable sinon certain, qu'on la rencontrerait aussi sur l'homme ;

malheureusement, lorsqu'on fait des autopsies, il est trop tard pour voir les vibrions dans toute leur beauté ; ils se sont divisés en une multitude d'articles courts.

Il est important de savoir que ces quatre formes tra_ duisent simplement des phases différentes de l'évolution d'une seule espèce de microbe pathogène. En effet, que l'on inocule la sérosité chargée de vibrions, l'œdème péri-musculaire qui contient principalement le bactérien sans spore, ou bien le suc musculaire qui est très riche en microcoques et en bactériens à spores, on obtient toujours les mêmes effets et toujours, dans les lésions, un mélange de toutes les formes.

Toutefois, on peut se demander quelle est, parmi elles, la forme qui semble la plus essentielle.

Nous répondrons que le microbe en filaments courts, sporulés, nous parait être la forme essentielle, attendu qu'elle est la plus commune, la variété dominante, dans les organes où les lésions de la septicémie gangréneuse prennent le plus d'extension, et dans les humeurs, ou les sucs organiques les plus virulents.

La nature microbienne de l'affection se dégage évidemment des pages qui précédent. Nous ajouterons qu'elle a été absolument démontrée par la filtration des sucs virulents, qui a permis d'inoculer séparément la partie liquide et les éléments figurés, et par les cultures successives dans les milieux artificiels.

§ III Spécificité de la septicémie gangréneuse.

M. Pasteur, a appelé la septicémie expérimentale la putréfaction sur le vivant. Cette appellation ne saurait convenir à la septicémie gangréneuse, bien que celle-ci se manifestât par des phénomènes de mortification et de fermentation au sein des tissus.

L'inoculation des matières organiques en état de fermentation putride ne cause pas toujours d'accidents locaux dignes d'être notés. Bottini a eu le mérite d'entrevoir la spécificité de la septicémie gangréneuse, lorsqu'il écrivait que la zymase qui produisait les accidents de la gangrène traumatique envahissante était autre que celle qu'engendrait la putréfaction vraie. Nous avons constaté, du reste, comme Bottini, que les sérosités virulentes perdent leur activité en se putréfiant.

La septicémie gangréneuse se différencie donc de la putréfaction vulgaire ; se différencie-t-elle de certaines septicémies qui s'accompagnent, à son exemple, de phénomènes de fermentation dans le tissu conjonctif et les muscles ?

MM. Arloing, Cornevin et Thomas ont étudié expérimentalement une affection du bœuf connue, avant leurs travaux, sous le nom de charbon symptomatique. Cette maladie est caractérisée par l'éclosion de tumeurs crépitantes, noires au centre, œdémateuses à la périphérie, qui offrent les plus grandes ressemblances avec les accidents locaux périphériques de la septicémie gangréneuse.

L'examen macroscopique de deux cobayes tués, l'un par la septicémie gangréneuse, l'autre par le charbon symptomatique, ne permettrait pas la distinction à un observateur non prévenu.

Bien plus, l'examen microscopique des sucs, des tumeurs, décèle de part et d'autre les mêmes formes microbiennes.

On serait tenté de conclure à l'identité. Mais l'étude du péritoine montre le grand vibrion, chez l'un, des microcoques et des microbactéries chez l'autre.

De plus, le virus du charbon symptomatique ou bactérien résiste aux fumigations d'acide sulfureux tandis que celui de la septicémie gangréneuse est tué par le gaz.

Enfin, chacun d'eux possède des terrains particuliers sur lesquels ils évoluent naturellement ou artificiellement.

Si l'on inocule les deux virus sur deux séries parallèles d'animaux choisis parmi les espèces domestiques, on s'aperçoit que le cheval, l'âne, le mouton, le porc, le chien, le chat, le cobaye, le rat blanc, le lapin, le poulet et le canard, contractent la septicémie gangréneuse, tandis que le bœuf, le mouton, le cobaye seulement, contractent nettement le charbon bactérien. Le rat blanc, le lapin, les solipèdes, ressentent à peine les effets de l'inoculation, alors que les carnassiers, le porc, les oiseaux sont absolument invulnérables.

Autant le domaine de la septicémie gangréneuse est étendu, autant celui du charbon bactérien est restreint.

Ce n'est pas tout encore. La septicémie gangréneuse comme le charbon bactérien, n'est pas sujette à récidive lorsque les animaux se remettent de ses atteintes. La guérison est extrèmement rare si le virus est inséré dans le tissu conjonctif ; mais elle est la règle si le virus est injecté dans le système circulatoire sanguin.

Or, en pareil cas, les animaux résistent à une dernière inoculation faite dans le tissu cellulaire. Autrement dit, ils ont acquis l'immunité contre les atteintes mortelles de la maladie.

Sous ce rapport, il existe entre la septicémie et le charbon une différence qui se manifeste par la difficulté que l'on rencontre à produire l'immunité par inoculation intra-vasculaire. Il faut trois, quatre injections dans les veines pour amener l'immunité contre la septicémie, alors qu'une injection suffit souvent à produire l'immunité contre le charbon bactérien.

Mais les deux maladies se différencient nettement quand on essaie si l'immunité acquise contre l'une d'elles prémunit contre l'autre. On observe qu'il n'en est rien. Or, puisque ces deux affections se présentent avec l'un des attributs les plus remarquables des maladies virulentes spécifiques, et que, néanmoins, elles ne se neutralisent pas réciproquement, nous devons en conclure qu'elles sont distinctes.

Il est inutile d'entreprendre la différenciation de la

septicémie gangréneuse des autres septicémies microbiennes qui ne causent pas de phénomènes de fermentation dans l'organisme ; elle s'impose, après ce qui vient
d'être dit.

Conséquemment, la septicémie gangréneuse est une
maladie microbienne spécifique, différente des autres
affections septicémiques, dont le développement recon-
nait l'inoculation pour cause essentielle et indispen-
sable.

CHAPITRE III

RÉSISTANCE DU VIRUS

DE LA SEPTICÉMIE GANGRÉNEUSE

AUX AGENTS DE DESTRUCTION - APPLICATIONS PRATIQUES

La spécificité de la gangrène gazeuse une fois connue, le virus et les micro-organismes qui le distinguent étudiés, nous nous sommes demandé si l'on ne pourrait étudier dans quelles conditions ses qualités propres peuvent changer et quelles sont ces conditions.

I. — VIRUS ABANDONNÉ A LUI-MÊME

Bottini avait remarqué ce qui est déjà un axiome pour la piqûre anatomique: c'est que l'activité du virus de la gangrène gazeuse, à l'état frais, diminuait en raison directe de sa corruption. Il faut faire remarquer aussi que, sous l'action de la putréfaction, ce virus perd ses

caractères propres. Les liquides et les détritus gangréneux gardent pendant plusieurs semaines et des mois
leur fétidité caractéristique; mais leurs propriétés morbifiques diminuent: si bien, qu'au bout de deux mois, leur
inoculation reste indifférente. Fait facile à prouver par
l'expérience. Ce que l'on remarque pour le virus liquide
n'existe absolument pas pour le virus sec, et, dans les
expériences que nous avons faites, nous nous sommes
souvent servi d'un virus désséché datant de deux ans,
venant des deux malades dont l'histoire forme le sujet
des deux premières observations. Or, nous avons toujours obtenu, en l'inoculant, des lésions aussi belles
qu'avec le virus frais venant d'un cas observé cette
année et décrit dans la troisième observation. Mais, que
ce virus ne soit pas bien desséché à l'étuve, que l'humidité pénètre dans le tube, ou que vous le mettiez dans
l'eau, il perd ses propriétés morbifiques, si bien que le
virus délayé dans de l'eau les a perdues complètement au
bout de quelques jours.

II. — ACTION DES ANTISEPTIQUES

De même que les idées panspermistes devaient nous
engager à rechercher la spécificité de la septicémie gangréneuse, les succès de la méthode antiseptique dans le
traitement des maladies infectieuses devaient nous engager à étudier l'effet de cette méthode sur la septicémie
gangréneuse.

A. — Sur le virus frais, à la température ambiante.

Nous avons alors commencé notre étude par les antiseptiques déja connus et nous avons essayé leur action
sur le virus frais et à la température ambiante. Le mode
opératoire était, au reste, des plus simples.

Avec du virus sec délayé ou avec de la sérosité de
phlyctènes venant des hôpitaux, nous inoculons un
cobaye dans la cuisse. Au bout de 24 heures, généralement, l'animal est mort, offrant à l'autopsie
toutes les lésions de la gangrène gazeuse. Nous incisons
alors la peau du pli de l'aine qui est généralement oc-
cupé par une tumeur œdémateuse et crépitant sous le
doigt. Cette incision donne issue à des gaz odo-
rants et à de la sérosité rougeâtre que nous recueil-
lons dans un mortier. Nous arrivons alors sur les
muscles qui sont très foncés, nous les détachons et, les
coupant en petites lanières très minces que nous divisons
ensuite en fragments ténus, nous mettons le tout dans
le mortier. Nous pilons alors cette chair jusqu'à ce que
nous l'ayons réduite en une masse homogène, qui,
pressée dans un linge fin, nous donne une pulpe rougeâtre sur laquelle nous allons opérer. Pour plus de sûreté, nous examinons une goutte de cette pulpe et une
goutte de sérosité péritonéale au microscope, et toujours
nous trouvons les micro-organismes qui nous indiquent
que nous allons bien opérer sur la septicémie gangréneuse.

Alors, avec une pipette, nous prenons un centim. cube
de cette pulpe et nous la mettons dans un tube ap-

proprié à ce genre d'expériences ; au-dessus de notre pulpe nous versons un centim. cube de la solution antiseptique que nous voulons faire agir.

Après 24 heures de contact, je prends avec une seringue de Pravaz, cinq gouttes du mélange et je l'inocule à un cobaye en procédant comme pour le premier. Si l'animal meurt dans les 24 ou 36 heures avec les lésions de la septicémie gangréneuse, c'est que l'agent antiseptique n'a pas détruit les microbes ; s'il n'a que des accidents insignifiants et s'il continue à vivre, c'est que le virus avait perdu ses propriétés morbifiques ou a été atténué. Je laisse alors ma pulpe en contact pendant 24 heures de plus et, lorsqu'elle a 48 heures de contact, je fais une nouvelle inoculation, toujours avec cinq gouttes, et j'en attends l'effet. Si ces 48 heures de contact n'ont produit aucun effet, je suis en droit de croire que l'agent antiseptique a peu d'action sur le virus de la septicémie gangréneuse.

Je tiens cependant à faire remarquer que, pour les différentes solutions d'acide phénique et de permanganate de potasse, j'ai continué le contact pendant trois jours.

Pour certains agents, l'expérience n'était pas aussi simple. Ainsi pour faire agir les vapeurs d'iode, de brome, d'acide chlorhydrique etc, nous nous sommes servi d'un bocal au fond duquel nous mettions le produit à évaporer, et au centre nous suspendions un verre de montredans lequel nous avions mis notre pulpe. Après le temps de contact, nous avons procédé comme pour les premiers.

Pour l'acide sulfhydrique naissant, nous nous sommes servi de l'appareil avec lequel on le prépare dans les cours de chimie, mais au lieu de recevoir l'acide immédiatement sous l'éprouvette, nous lui faisons traverser un ballon dans lequel nous avons suspendu un verre de montre avec de la pulpe.

Pour l'eau oxygénée, nous nous servons de deux tubes de Pasteur simples, reliés l'un à l'autre par un tube de caoutchouc, solidement attachés de part et d'autre : Dans un des tubes on introduit par aspiration un centimètre cube de virus, dans l'autre on introduit deux centimètres cubes d'eau oxygénée.

On renversera alternativement les deux tubes Pasteur de façon à établir la réaction des deux substances l'une sur l'autre. On les laisse en contact pendant 24 et 48 h. puis on inocule la pulpe, qui est généralement décolorée. L'eau oxygénée était toujours préparée dans le laboratoire en faisant réagir le bioxyde de baryum pur, en poudre, sur l'acide phosphorique de manière à le neutraliser.

On dose et au besoin on renouvelle l'opération jusqu'à ce que l'eau oxygénée dégage douze volumes d'oxygène en présence de la fibrine ou du bioxyde de manganèse.

Ce qui devait nous intéresser au premier chef, c'était de voir si les solutions antiseptiques employées dans les hôpitaux avaient une action sur le virus. C'est ainsi que nous essayâmes les solutions d'acide phénique depuis 20 pour 100 jusqu'à 1 pour 10, celles d'acide borique à 40 pour 1000, celles de permanganate de potasse de 10 à 25 pour 1000, etc.

Pour simplifier notre exposition, comme nous avons indiqué la façon de procéder sur le virus liquide, soit avec les solutions, soit avec les vapeurs, soit avec l'eau oxygénée, et que pour nos produits nous avons toujours suivi la même marche, nous allons simplement donner un tableau des substances employées, et avec l'ordre que nous avons suivi dans leur emploi.

Tableau des substances antiseptiques que nous avons fait agir sur le virus de la septicémie gangréneuse.

Acide Phénique	3/100
id.	5/100
id.	1/10
Acide borique	2/100
id.	4/100
Acide salicylique	4/1000
Permanganate de potasse	1/200
id.	1/100
id.	1/50
Thymol, solution alcoolique	1/10
id.	2/10

Eucalyptol, solution alcoolique	1/10
id.	2/10
Chloral	1/5
Acide tannique	1/10
Sulfate de quinine	1/10
Benzine	
Alcool absolu (90°)	
Nitrate d'argent	1/1000
id.	1/500
id.	1/200
Sublimé corrosif	1/10000
id.	1/2000
Iodure de potassium	1/10
id.	1/4
Vapeurs d'iode	
Vapeurs de brome	
Vapeurs d'acide chlorhydrique	
Eau oxygénée	
Acide sulfureux	
Iodoforme	
Sulfure de carbone	1/10
Salicylate de soude	1/10
Borate.de soude	
Acide sulfhydrique naissant	

Tableau des produits antiseptiques qui, tout en ne détrui-
sant pas complètement les propriétés morbifiques du virus,
nous ont paru jouer le rôle d'atténuants.

Acide sulfhydrique naissant	
Permanganate de potasse.	1/50
{ Eucalyptol	$\dfrac{1}{10}$
(Alcool	
Vapeurs de brome	
Nitrate d'argent 1/100	

Tableau d'un certain nombre de produits antiseptiques en
vogue dans les maladies infectieuses en général, qui ne
produisent aucun effet sur le virus de la septicémie gan-
gréneuse.

Eau oxygénée	2/1		
Sublimé corrosif, de	1/10000	à	1/500
Nitrate d'argent, de	1/2000	à	1/500
Vapeurs d'iode			
id. de brome			
id. d'acide chlorhydrique			
Iodoforme			
Sulfure de carbone	1/10		
Acide tannique	1/10		
Iodure de potassium	1/10		
Salicylate de soude	1/10		
Glycérine			
Chloral	1/5		

Ces substances antiseptiques ont été mises en contact avec du virus frais, et ne nous ont donné aucun succès absolu, mais il est à remarquer que, dans certains cas, il y a eu atténuation. Ainsi, sur la quantité d'animaux inoculés, quantité dont on peut se faire une idée par les antiseptiques employés, nous avons sauvé trois animaux inoculés avec la pulpe sur laquelle avait agi le nitrate d'argent, le permanganate de potasse et l'eucalyptol en solution alcoolique.

Un nombre encore beaucoup plus considérable, inoculés avec une pulpe sur laquelle on avait fait agir, soit ces dernières solutions, soit l'acide sulfhydrique naissant, les vapeurs de brome, et peut-être d'autres encore, ne sont morts qu'au bout de plusieurs jours.

D'où nous pouvons conclure qu'à part l'acide sulfureux qui est actif d'une façon absolue, l'on ne peut compter absolument sur ces agents pour la destruction du microbe gangréneux ; on peut cependant les considérer comme des agents d'atténuation.

Mais ce qu'il est aussi très important de faire ressortir, c'est que des solutions considérées comme très actives et que M. Miquel, du laboratoire de Montsouris, a encore dernièrement placées au premier rang parmi les antiseptiques, nous ont donné de très mauvais résultats. Ainsi l'eau oxygénée, le sublimé corrosif, le nitrate d'argent, qui sont très actifs sur les microbes en général, produisent peu d'effet sur le virus de la septicémie gangréneuse.

A la température de 36°. — Dans ces dernières expériences nous n'avions tenu compte que de deux facteurs, la dose du produit, le temps du contact. Nous nous sommes alors demandé si, en tenant compte du troisième facteur, c'est-à-dire la température, nous ne pourrions pas arriver à de meilleurs résultats. Or, sans réformer notre mode opératoire, mais en mettant notre pulpe dans des étuves que l'on pouvait chauffer à la température que l'on désirait, nous avons vu que certains agents devenaient plus actifs. Ainsi, du virus mis en contact avec une solution d'acide phénique à 3/100 et chauffé pendant 24 heures à 36₀ perd ses propriétés morbifiques.

Sur le virus sec. — Nous avons montré dans un paragraphe précédent que le virus frais sous l'influence du temps, de l'humidité, de la putréfaction, perdait rapidement ses propriétés, tandis qu'au contraire le virus sec les conservait pendant des années. Nous étions alors en droit de conclure que les agents qui n'auraient produit aucun effet sur le virus frais n'auraient aucune action sur le virus sec ; fait, du reste, que nous avons vérifié par l'expérience. Comme c'est surtout le virus sec, soit déposé sur les instruments, soit à l'état de poussière dans l'air, sur le linge, sur les mains des opérateurs ou de ses aides, qui peut apporter la maladie dans la plaie au contact de l'air, nous nous sommes demandé si le facteur chaleur qui, joint aux solutions antiseptiques, nous avait donné de bons résultats, ne pourrait pas nous être utile pour le virus sec.

Nous avons donc mis en contact de la pulpe desséchée avec dix fois son volume d'une solution d'acide phénique à 2|100 et 1|100, puis suspendant le tube dans une étuve chauffée à 36°, nous injectâmes ensuite cinq gouttes de ce mélange dans la cuisse d'un animal et nous avons eu plein succès, non seulement avec 24 heures de contact, mais avec 6 heures. Nous démontrions donc par ces expériences que la température peut jouer un grand rôle comme antiseptique et qu'il y avait lieu d'expérimenter.

III — ACTION DE LA CHALEUR

L'influence de la chaleur entrevue, nous avons institué nos expériences de la manière suivante :

A. Sur le virus frais. — Nous avons fait une pulpe avec les muscles et la sérosité d'un animal mort de la gangrène gazeuse. Le mode opératoire a été assez longuement décrit plus haut, pour que je n'y revienne pas. Nous avons mis deux centimètres cubes de cette pulpe dans des pipettes effilées et stérilisées.

Nous avons pris une marmite pleine d'eau, l'avons mise sur le feu, et l'avons chauffée à 60°. Arrivé à cette température, nous avons plongé un des tubes qui tenaient chacun un centimètre cube de sérosité, dans la marmite et l'avons laissé 15 minutes dans l'eau à 60°.

Nous avons alors chauffé à 70°, et, à cette température, nous avons plongé un autre tube que nous avons encore laissé 15 minutes dans l'eau. Nous avons fait encore la même expérience pour les autres tubes, en élevant successivement la température à 80°, 90° et 100°. Alors, avec la pulpe contenue dans chacun de ces tubes, nous avons fait un liquide qui a été injecté à des cobayes marqués de façon à pouvoir nous reconnaître.

Or, le lendemain, c'est-à-dire après vingt-quatre heures, l'animal inoculé avec la pulpe sur laquelle on avait fait agir l'eau à 60° était mort. En examinant les autres, nous avons remarqué que les animaux injectés avec la pulpe qui avait supporté la température de 70°, 80°, 90°, avaient un bourrelet considérable et même une tumeur emphysémateuse absolument semblable à celle que développe la septicémie gangréneuse. Le lendemain, ces trois animaux étaient morts ; il ne restait que celui qui avait reçu le virus chauffé à 100° ; il se porte très bien et n'a eu comme accident qu'une fistule par laquelle s'élimine la pulpe qui n'a joué là que le rôle de corps étranger.

Nous en avons conclu que l'eau à 100° et au bout de 15 minutes de contact, neutralisait le virus frais de la septicémie gangréneuse.

B. Sur le virus sec. — Allions-nous avoir plus de chance avec la chaleur sur le virus sec que nous n'en avions eu avec les substances antiseptiques ? l'expérience allait encore le démontrer. Pour appliquer la chaleur au virus sec, au lieu de nous servir de l'eau, nous avons pris l'huile.

Nous avons donc enduit des scalpels de plusieurs couches de pulpe, ce qui nous était facile en les faisant successivement sécher au soleil, nous les avons exposés 3 jours dans un courant d'air chaud à 32° ; puis, lorsque nous avons supposé que la quantité de pulpe desséchée nous donnerait largement de quoi faire une belle inoculation, nous avons mis nos scalpels dans une marmite remplie d'huile et chauffée à 120°. La température était indiquée par un thermomètre qui était à demeure dans l'huile. Le premier scalpel fut laissé 5 minutes; le deuxième, 10 minutes ; le troisième, 15 minutes. Nous les avons retirés,et en enlevant successivement et avec ordre la pulpe adhérente à la lame, nous en avons fait trois liquides que nous avons injectés à trois cochons d'Inde, marqués de façon à les reconnaître.

Or, voici les résultats observés : le lendemain, le premier, c'est-à-dire celui inoculé avec la pulpe sur laquelle l'huile à 120° n'avait agi que cinq minutes, était mort. Les deux autres n'ont pas eu d'accidents et sont encore vivants. Nous avons donc là une preuve manifeste que la température à 120° exerçait une action destructive sur le vibrion de la septicémie gangréneuse, après 10 min. de contact.

Malheureusement si ces expériences posaient d'excellentes bases pour instituer un traitement prophylactique elles nous feront aussi constater l'insuffisance de nos moyens à enrayer la maladie chez l'homme. Il ne restait plus qu'à en faire l'application à la chirurgie.

APPLICATIONS

Pour donner une juste idée du bénéfice que la méthode antiseptique pourrait tirer de nos expériences, nous nous contenterons de rapporter la dernière clinique de M. le professeur Léon Tripier: le lecteur y gagnera, ainsi que notre travail.

Dans sa dernière clinique (13 juillet 1883) M. le professeur L. Tripier, parlant du chauffage dans les services de chirurgie, disait : L'idée n'est pas neuve, je connais personnellement quelques chirurgiens qui pratiquent le flambage des instruments avant de faire une opération sérieuse. Nous leur reprochons précisément de ne pas appliquer ce procédé à tous les cas, et lorsqu'ils emploient ce moyen, le *modus faciendi* laisse tellement à désirer, du moins d'après ce qu'il nous a été donné d'observer, que nous ne saurions y avoir une confiance absolue. En effet, tous les instruments, les tranchants par exemple, ne sont pas exposés à la flamme; quant aux autres, les pinces hémostatiques spécialement sont passées à la flamme d'une façon très irrégulière et souvent insuffisante. Qui peut affirmer, en effet, que toutes les parties de l'instrument ont été portées à la température voulue? D'après cela, on peut dire que jusqu'ici le chauffage n'offre pas toute la rigueur désirable, et laisse place à bien des déconvenues, si l'on s'en tient aux recherches les plus récentes des expérimentateurs en général.

Partant de ce fait que l'air sec doit être porté à une température beaucoup plus élevée que les vapeurs et surtout le liquide (pour détruire les germes d'une façon générale), voulant, d'autre part, ménager autant que possible les instruments, nous avons, sur les conseils de M. Arloing, fait des recherches avec l'huile. Tout d'abord nous nous sommes servi d'une capsule en porcelaine suffisamment grande, dans laquelle on versait une certaine quantité d'huile d'olive et qu'on plaçait sur un réchaud à gaz.

Au moyen d'un thermomètre gradué à cet effet, nous recherchâmes ce qu'il adviendrait en plongeant un bistouri dans l'huile au fur et à mesure que la température augmentait. Entre 90 et 100° nous nous aperçûmes que le ciment commençait à céder. Le phénomène allait en augmentant avec l'élévation de la température, si bien qu'entre 125 et 130° les poussières que l'on trouve généralement à l'union du tranchant avec le manche étant tombées au fond du vase, on crut devoir s'arrêter et laisser refroidir l'huile. On sortit alors l'instrument pour l'examiner et voir dans quel état se trouvait le tranchant. Comme nous le supposions, le ciment qui sert à fixer le tranchant dans le manche avait cédé; ce n'était qu'un demi-mal et auquel il est facile de remédier, comme on va le voir plus loin. Quant au tranchant, à notre grand étonnement, il fut trouvé sensiblement aussi bon qu'auparavant.

Satisfait de notre expérience, nous fîmes alors construire, sur les conseils de M. Arloing, un bain destiné à chauffer les instruments.

Cet appareil qui est représenté sur notre planche se compose comme on le voit (fig. 3) d'une caisse en laiton qui a 40 centimètres de largeur sur 27 de hauteur et 20 de largeur. Elle est destinée à recevoir de l'huile que l'on porte à une température donnée et dans laquelle on plonge les instruments de chirurgie. Sous le bain on remarque un brûleur (a) entretenu par une source de gaz (b).

Le gaz, avant de pénétrer dans le brûleur, passe dans un régulateur d'Arsonval (c) qui sert à maintenir la température à un degré déterminé. Celle-ci est indiquée par un thermomètre (d) qui plonge dans le même compartiment que la chambre à air du régulateur. (o)

L'arrivée du gaz dans le brûleur est constamment assurée par le tube à sauterelle (s).

Si l'on examine l'appareil sur une coupe verticale telle que nous avons essayé de la représenter sur la figure 4, on voit que le bassin est divisé en plusieurs compartiments, de grandeur différente selon les instruments qu'ils sont destinés à recevoir. Ces compartiments communiquent entre eux à travers un double fond (a) dont la partie supérieure est percée de trous (c), de manière que la chaleur s'équilibre dans la masse du bain d'huile. Le fond des compartiments destinés aux scies, aux couteaux d'amputation, est garni de plaques de liége (b) empêchant les pointes et les tranchants de s'émousser sur le fond métallique.

Pour les petits instruments, tels que les pinces hémostatiques, les bistouris, les ciseaux, nous avons eu l'idée de faire construire de petits paniers tressés en fil de fer recuit, dans lesquels nous les mettons quand nous voulons passer ces instruments au bain d'huile. Nous ne dirons rien du fonctionnement de l'appareil : il découle de la description, mais ce que nous tenons à fixer dans votre esprit, c'est qu'il faut le chauffer à la température de 120 ou 130°, opération qui demande environ 3/4 d'heure. Les instruments doivent y rester plongés pendant 10 minutes, pour être sûr que les germes de septicémie qu'ils pourraient recéler soient hors d'état de nuire.

On les place dans une grande cuvette destinée à les recevoir pendant le cours des opérations. Cette cuvette contient une solution d'acide phénique à 50 pour 1000, qu'on a pris la précaution de chauffer à 70 ou 80° afin d'éviter la détrempe. Tous les instruments à opérations générales passent par le bain.

La seule modification que nous ayons introduite porte sur le mode de fixation des manches en bois. Un moment nous avions pensé à des instruments complètement métalliques, mais il en serait résulté de sérieux inconvénients. Aussi bien, sur les conseils de M. Colin, l'habile fabricant de Paris, nous nous sommes arrêté à la monture anglaise. La partie métallique se prolonge dans un manche formé de deux parties latérales ; ces pièces sont fixées non par un ciment, mais par des goupilles. L'instrument est peut-être un peu plus lourd, mais il conserve ses autres qualités et il n'en est que plus solide.

Je voudrais encore attirer votre attention sur une au-autre innovation que je me propose d'introduire. Il en a déjà été question avec l'administration, je veux parler d'une étuve sèche dans laquelle on placerait les sarreaux et les pièces de pansement avant de s'en servir. Car si, comme l'expérience de tous les jours porte à le croire, l'infection des plaies a lieu surtout par contact, il faut prendre toutes les précautions possibles et désinfecter tout ce qui, d'une façon médiate ou immédiate, rentre dans le pansement. Mais nous avons été arrêté par une difficulté. Pour être sûr de tuer tous les germes, l'air sec des étuves doit être porté à une température supérieure à celle des liquides ; dans ce cas les matières textiles qui rentrent dans les vêtements et les pansements sont plus ou moins altérées dès qu'on arrive à 100°. Aussi la question a-t-elle besoin d'être étudiée avant de pouvoir en tirer des applications pratiques.

Pour terminer, je tiens à faire un exposé sommaire des cas de mort du service depuis l'introduction du chauffage (1er Décembre 1882). Je ne parlerai, bien entendu, que de ceux imputables à l'intervention chirurgicale.

Dans le service des hommes, nous avons six cas en tout.

1° *Cancer de la langue*. Anesthésie par le chloroforme. Ligature des deux linguales. — Extirpation de la tumeur. — Le malade respire mal.—Hémorrhagie veineuse.—On fait mettre le malade sur son séant. — Syncope mortelle.

2° *Testicule tuberculeux* — Ablation, précautions antiseptiques les plus sévères, plans de suture, drainage, pansement hermétiquement clos, pas de température le soir même : le lendemain, température normale; on renouvelle les pièces de pansement, les drains fonctionnent bien; rien de spécial encore ce jour là.

Le troisième jour, on apprend que le malade a été agité toute la nuit. Garde appelée, pansement défait.On le transporte dans la salle d'opérations : on constate que le pansement est défait, on trouve une grande quantité de sang cailleboté noir. Les sutures ont été coupées ou peut-être arrachées par le malade.

On ne peut avoir de renseignements précis. — Suffusion sanguine du côté du périnée jusqu'à l'anus.—Après avoir enlevé les caillots qui sont dans la plaie, on est tout étonné de ne voir aucun vaisseau béant. On lave soigneusement avec la solution forte. Nous plaçons des points de suture lâches, nous remettons les drains en place et nous faisons le pansement ordinaire.

La température, (prise dans le rectum) augmente de plus en plus ; il meurt le lendemain avec tous les signes d'une septicémie gangréneuse.

3° *Phlegmon diffus de la jambe.* Larges incisions, drainage ; les accidents continuent : on observe de larges plaques de gangrène sur le mollet ; crépitation gazeuse dans le creux poplité. Amputation de la cuisse au-dessus de la partie moyenne. Un moment arrêtés, les accidents reparaissent et le malade meurt 8 jours après l'opération. On trouve dans son moignon les mêmes lésions que dans la jambe.

4° *Ulcère de la plante du pied, éléphantiasis de la jambe, Arthrites suppurées du cou-de-pied.* Amputation au lieu d'élection, malade opéré pendant mon absence : je ne puis donner d'autres détails.

A l'autopsie, on a trouvé une néphrite chronique, foie gras, cœur petit, athérôme artériel, ce qui n'a pas lieu d'étonner car le malade paraissait profondément cachectique.

5° *Mal de Pott* de la région lombaire. Abcès iliaques. Ouverture des deux abcès à peu de temps d'intervalle, l'année dernière. Pas d'accidents de ce chef, au contraire, amélioration; fièvre rémittente. Le pus augmente, le malade meurt de fièvre hectique.

Autopsie : lésions tuberculeuses dans les différents organes.

6° *Brûlure* très étendue de la face, du tronc et des bras par du goudron. Dès le début, le malade a eu des températures assez élevées, malgré tous les soins apportés dans les pansements. Impossible de sauver le malade. Mort avec tous les signes de la septicémie gangréneuse.

Tels sont les cas de mort se rapportant plus ou moins à l'intervention opératoire; nous disons plus ou moins car ce dernier cas ne nous est pas imputable. Il était infecté avant d'entrer à l'hôpital.

Le cinquième est mort de tuberculose, processus qu'il nous est impossible d'enrayer, surtout chez l'adulte. Le quatrième, sans vouloir accuser personne, nous ne saurions le prendre à notre compte car il était essentiellement cachectique.

Quant aux autres, le premier n'a rien à faire avec notre sujet; le troisième était dans une situation déplorable dans laquelle nous ne sommes pour rien. Le deuxième seul nous est imputable et encore avec des restrictions.

Dans le service des femmes nous avons trois cas de mort.

1ʳ *Carcinome du sein* avec envahissement des ganglions axillaires, extirpation de la tumeur primitive et curage de l'aisselle. Pas de température, mais gêne de la respiration, celle-ci va en augmentant jusqu'à la mort qui arrive le neuvième jour. Lors des pansements, la plaie n'offre rien de spécial, elle était rosée et il y avait peu de sécrétion.

Autopsie: Branches de l'artère pulmonaire remplies de caillots, rien dans la veine axillaire.

2° Nécrose phosphorée. — Ablation des deux maxillaires supérieurs. La malade ressent des douleurs de tête qui vont en augmentant. Elle est morte deux mois et demi après l'opération, présentant des signes de méningite. Vaste abcès dans le cerveau. Il y a deux sortes de lésions, les unes récentes, les autres remontant probablement avant l'opération. Quant aux plaies consécutives à l'ablation des maxillaires, elles étaient guéries.

3° *Plaie contuse de la jambe* produite par un coup de pied de cheval. Rien du côté du squelette. Pas de complication locale. Mort à la suite d'accidents cardio-pulmonaires vérifiés à l'autopsie.

En tout, trois cas; le troisième ne nous est absolument pas imputable. Il en est de même du premier, se rapportant à une complication (thrombose aseptique) qu'il ne nous était pas possible de prévenir et d'arrêter. Quant au deuxième, on pourrait discuter l'utilité de l'intervention, mais l'amélioration qui a suivi l'opération nous donne absolument raison.

En résumé, nous n'avons qu'un cas qui nous soit directement imputable : le cas de septicémie gangréneuse. Sans vouloir nous disculper, nous ferons remarquer qu'au premier pansement il n'y avait pas trace d'infection, et que cette dernière s'est seulement produite plus tard, c'est-à-dire du deuxième au quatrième jour.

Puisque, lors du premier pansement et même le deuxième jour, on ne constatait rien d'anormal, on peut dire que la contamination n'a pas eu lieu pendant l'opération.

Or, l'année dernière, sur 5 cas de septicémie gangréneuse, trois fois les accidents s'étaient montrés dès le jour même de l'opération, on était par cela même autorisé à admettre que l'infection s'était produite pendant l'acte opératoire. Et si cette année les choses se sont passées autrement, si en définitive, nos statistiques sont meilleures, il est permis d'attribuer ce résultat au chauffage des instruments. Cette conclusion me paraît découler nettement de l'étude attentive des faits. Aussi bien, vous comprenez que j'ai cru devoir insister sur cette innovation qui, tout en étant très pratique, paraît devoir offrir la sûreté d'une expérience de laboratoire.

J'ajoute que, de même que l'année dernière, nous n'avons eu ni érysipèle, ni pyohémie, ni pourriture d'hôpital. Enfin quelle que soit l'idée qu'on pourrait se faire du tétanos, il est remarquable que cette complication, si fréquente dans les plaies par écrasement des pieds et des mains, ne se soit pas encore montrée à nous malgré le grand nombre de cas de cette nature que nous avons eu à soigner dans le service, durant les deux dernières années qui viennent de s'écouler.

CONCLUSIONS

Les conclusions qui découlent de cet exposé clinique
semblent montrer toute l'importance des avantages que
la chirurgie actuelle peut tirer de notre étude.

A ces conclusions nous en ajoutons un certain nombre
qui nous paraissent dictées par l'étude que nous avons
faite sur la septicémie gangréneuse, les nombreux
agents antiseptiques que nous avons fait agir sur le virus
et la comparaison que l'on peut en faire au point de vue
expérimental avec les autres maladies infectieuses :

1º La septicémie est une affection microbienne spécifique.

2º Son microbe oppose une grande résistanc eaux
agents de destruction.

3º Parmi ces agents, la chaleur donne les résultats
les plus sûrs.

Enfin, il découle encore de cette étude que les agents qui font la base de la méthode antiseptique actuelle, dans les conditions où on les applique, sont sans effet sur le virus de la septicémie gangréneuse, et qu'il est nécessaire, dans l'avenir, de chercher des antiseptiques spéciaux pour chaque virus, qui exerceront leur action destructive en très peu de temps.

LÉGENDE

FIGURE I

Micro-organismes de la sérosité et des muscles.

FIGURE II

Grands vibrions des séreuses.

FIGURE III

a. — Brûleur.
b. — Source de gaz.
c. — Régulateur.
o. — Chambre à air du régulateur.
d. — Thermomètre.
s. — Tube à sauterelle.
s'. — Tube à gaz.

FIGURE IV

a. — Bas-fond faisant communiquer les cases.
b. — Plaques de liège.
c. — Orifice établissant la communication du bas-fond avec
les cases.

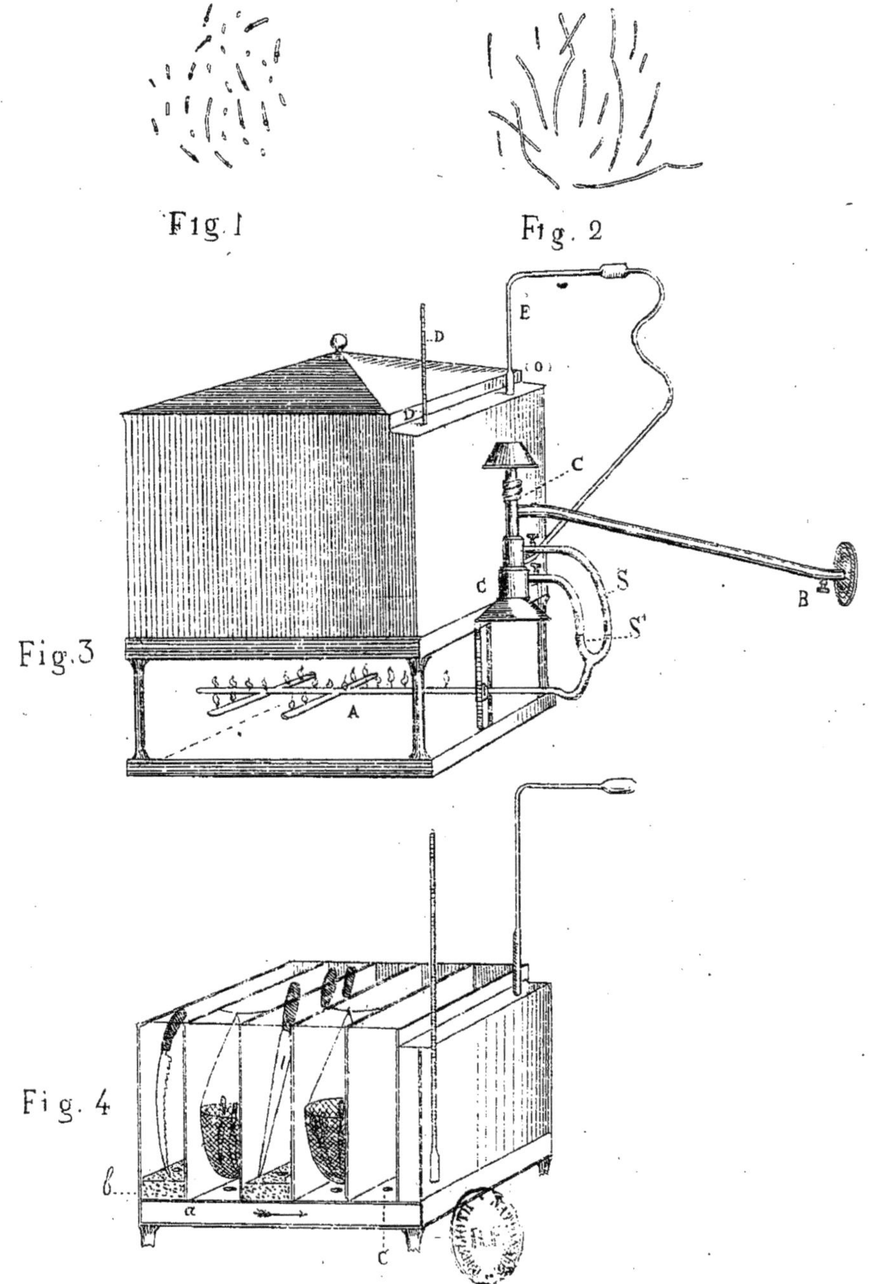

Imp. Duc & Demaison, Gr. r. Guillotière, 101, Lyon.